OBSERVATIONS

CLINIQUES

SUR

UNE MALADIE ÉPIDÉMIQUE

QUI a règné, cette année, à l'hospice du NORD, ci-devant S.-LOUIS;

Par le Cit. RUETTE, *membre de la société médicale de Paris.*

Longarum observationum præsidio instructa mens sagax, potissimùm curandorum hominum rationem assequitur. BAGLIVI.

A PARIS,

Chez { L'AUTEUR, rue d'Anjou, au Marais, n.º 20
{ THÉOPHILE BARROIS, libraire, rue Haute-Feuille, n.º 22.

AN VIII.

OBSERVATIONS CLINIQUES

S U R

UNE MALADIE ÉPIDÉMIQUE

Qui a régné, cet hiver, à l'Hospice du Nord,

ci-devant S.-Louis. [a]

L E bruit s'est répandu, dans Paris, qu'une maladie épidémique, de très mauvais caractère, et même de nature pestilentielle, exerçait les plus grands ravages à l'Hospice du Nord. La Commission des hospices civils, le Bureau central et le Département se sont transportés dans cette maison et ont chargé les officiers de santé en chef de leur faire connaître la vérité ; ils se sont convaincus par le rapport

---

(a) Ces Observations ont été lues à la Société médicale, dans la séance du 15 pluviôse. J'y ai fait depuis quelques additions ; parceque l'épidémie n'était pas alors terminée.

A

qui leur a été fait, et dont ils ont donné connaissance au ministre de l'intérieur, que la peste n'a pas plus existé à l'hospice du Nord qu'à Strasbourg, à Marseille, à Nice, etc.

Il faut pourtant avouer que ces bruits, quoique dénués de toute espèce de fondement, ont été occasionnés par une fièvre d'assez mauvaise nature, et qui même a produit quelques effets funestes.

J'ai pensé qu'il pourrait être utile de donner quelques détails sur une maladie, qui a été assez grave pour fixer l'attention des principales autorités constituées. Je suis même persuadé que tout praticien doit s'empresser de faire connaître ce qu'il a été à portée d'observer de plus intéressant sur les différentes maladies, sur-tout sur celles qui ont été épidémiques ou endmiques: c'est le seul moyen de les bien connaître, de découvrir leurs causes et les moyens curatifs qui leur conviennent, et souvent même de prévenir entièrement leur retour.

Il n'existe que des maladies individuelles. Avant de les classer, de leur donner un nom, de s'en former des idées générales, il me paraît naturel de commencer par les observer dans les in-individus qui en ont été affectés. Je choisirai de préférence ceux qui ont présenté des symptômes manifestes et auxquels jai donné l'atention la plus suivie.

(5)

PREMIÈRE OBSERVATION.

Marguerite Aubert, Infirmière du pavillon, âgée de 29 ans , jouissant ordinairement d'une assez mauvaise santé , fut saisie , le 10 nivôse, d'un frisson suivi d'un violent mal de tête, de lassitude dans tout le corps , de douleurs à la poitrine et à la région précordiale. Le troisième jour de sa maladie, on lui fit une petite saignée de pied ; elle prit ensuite un grain de tartrite antimonié de potasse (*émétique*).

Le 5. Grande prostration de forces; langue sèche, pouls petit , intermittent. On prescrivit les vésicatoires , une décoction de quinq. uni an tamarin , et un julep camphré. Il se manifesta vers le soir , sur tout le corps une éruption de taches semblables à des morsures de puces.

Le 8. Symptômes , de plus en plus , graves ; vue obscurcie , langue sèche , noirâtre , figure décomposée; toux , crachats épais, peu d'évacuations alvines; vésicatoires presque secs, pouls petit, inégal, à peine sensible, carphologie (a), ou action de chercher des pailles, de chasser aux mouches ; peau brûlante , mordicante, odeur fétide.

(a) Quoique cette expression soit peu usitée , je crois devoir la préférer à une périphrase qui rendrait nécessairement le style long et diffus ; inconvénient qu'on doit éviter avec soin, sur-tout dans les descriptions.

A 2

Le 9. Point d'évacuations alvines, mais urines assez abondantes; figure enflée. On a tiré un peu de sang de la veine jugulaire, dans le dessein de diminuer une très grande pesanteur de tête. Ce moyen n'a pas produit de soulagement sensible.

Le 11. La langue commence à s'humecter, à son extrémité. La malade a eu, hier et aujourd'hui trois évacuations alvines, d'assez bonne qualité. L'éruption cutanée persiste toujours.

Le 14. La fièvre s'annonce, le soir, avec redoublement. Peu de connaissance. Afin de dissiper le mal et la pesanteur de tête qui paraissent de nature comateuse, on a prescrit des scarifications au cou et un vésicatoire sur le sommet de la tête.

Le 16. La langue qui était redevenue sèche commence à s'humecter de nouveau; la raison revient un peu; le pouls n'est plus si petit; il prend quelque développement. On a donné à la malade un grain de tartrite antimonié de potasse, et pour boisson de l'eau de veau avec le tamarin, et son julep camphré.

Le 17. Mieux sensible, langue humide, physionomie plus animée; forces moins abbattues pouls plus développé. La malade délire encore de tems-en-temps.

Le 19. Il n'y a plus aucun danger ; il reste cependant beaucoup de faiblesse et un péu de surdité.

La malade a été purgée le 23 et le 26 : sa convalescence a été très longue.

2.e OBSERVATION.

Cécile Delisle, Infirmière, salle S.-augustin, âgée de 30 ans , affaiblie par plusieurs maladies vénériennes qui lui ont laissé une incontinence d'urine , et par d'anciennes dartres qui ont produit aux jambes des ulcères qui suppurent beaucoup , quoique malade depuis le 7 nivôse , ne s'est couchée que le 11.

D'abord, léger frisson, grandes douleurs à la tête et au corps , bouche amère, langue chargée de sabure , anorexie , nausées , vomissemens spontanés. Grande prostration de forces : la fièvre devint encore plus grave les jours suivans.

Le-6e. jour de sa maladie on prescrivit une potion huileuse avec un grain de tartrite antimonie de potasse , une tisanne délayante et légèrement diaphorétique.

Le 8. Mal de tête plus violent ; yeux ardens, pouls petit, irréguler; carphologie, délire taciturne. On fit une saignée de pied: l'état de faiblesse ne permit pas de tirer beaucoup de sang.

Le 9. Langue assez nette, altération, soif ;

toux importune, oppression de poitrine, faiblement diminuée par la saignée; pouls faible petit, intermittent, chaleur sans transpiration; douleurs des membres persistantes.

Le 11. Sympt. plus graves; point de sueurs ni d'évacuations alvines, toux, chrachats puriformes, langue un peu sèche ; figure plombée, décomposée; yeux fixes, éteints, livides ; délire constant. Les ulcères des jambes ne suppurent plus, depuis quelques jours. Le médecin a ordonné des vésicatoires aux cuisses, et pour boisson, une décoction de quinquina et de tamarin, et un julep camphré: elle prenait auparavant de l'eau de veau acidulée avec le tamarin et un peu émétisée.

Le 16. Figure hypocratique, haleine fétide, pouls insensible, déjections sortant involontairement, d'une extrême fétidité. La malade est morte, le 16, au matin. Son cadavre s'est corrompu très promptement.

3e. OBSERVATION.

Le C. *Forsse*, âgé de 19 ans, chirurgien de l'hospice, chargé, au bâtiment neuf, du soin des jeunes scrophuleux affectés des symptômes les plus graves, et d'autant plus susceptible de contracter la contagion qu'il paraît avoir le genre nerveux assez sensible, fut saisi, le 28 nivôse d'un frisson violent, pendant qu'il suivait les cours de l'école de santé Il mit plus de deux heures à revenir à l'hospice, quoiqu'il fît ordinairement ce trajet en moins de trois quarts d'heure; le lendemain, il se portait un peu mieux.

Le 3.e jour. Langue chargée d'un mucus blanchâtre; bouche amère, anorexie, mal de tête, dédolation. Il prit un grain de tartrite antimonié de potasse qui lui fit rendre une grande quantité de bile jaunâtre. Les vomissemens duraient encore l'après-dîner : il les arrêta en prenant un peu de vin chaud; nuit agitée.

Le 4. Mal de tête, langue plus chargée, yeux brillans, pouls assez développé, mais moû, léger dévoîment: on lui donna pour boisson une tisanne de chiendent édulcoré avec du syrop de limon.

Le 5. Symptômes plus graves; idées peu suivies, délire pendant la nuit.

Le 6. Yeux ardens, égarés, langue assez humide, pouls petit, intermittent, quelques soubresauts dans les tendons ; délire constant, pendant la nuit, ordinairement taciturne, quelquefois violent ; idées effrayantes; urines rouges ; quelques évacuations alvines, claires et aqueuses.

Le 7. Même état; yeux fixes, égarés scintillans; langue un peu sèche; toux symptomatique, carphologie; le ventre légérement météorisé.

Le 8. Symptômes plus effrayans ; pouls petit, irrégulier ; carphologie continuelle ; deux évacuations aqueuses. On a ordonné un grain de tartrite antimonié de potasse, dans de l'eau de veau, et, pour boisson, de l'eau acidulée avec le tamarin. On lui donne, de tems en tems, un peu d'orange ou de citron, pour lui humecter la bouche.

Le 9. Mêmes symptômes ; on a appliqué les vésicatoires aux jambes. Outre sa boisson ordinaire, on lui prescrivit une décoction de quinquina, un julep camphré, un peu de vin mêlé avec de l'eau et quelquefois pur. L'après-dîner, figure d'un rouge violet presque livide ; paupières engorgées, fermées ; contraction de la machoire inférieure ; lèvres brunes : le pouls a paru s'élever vers le soir.

Le 10. Les vésicatoires ont bien pris. Pouls petit, plus développé, yeux plus animés, délire moins constant; moins de contraction de mâchoire inférieure. Le malade a eu, pendant la nuit, et le matin trois évacuations alvines noirâtres et assez consistantes.

Le 12. Nuit agitée et inquiète; langue sèche, mal de tête; pouls moins développé qu'hier; chaleur de la peau, quelquefois délire. Le malade a encore eu une évacuation abondante d'une matière épaisse et noirâtre ; ses urines sont jaunes et forment dépôt.

Le 13. Mieux sensible. Un grain de tartrite antimonié de potasse qu'on lui a prescrit, a fait rendre, par le vomissement, environ une pinte de bîle jaunâtre et a produit deux évacuations alvines, semblables aux précédentes.

Le 14. La peau n'est plus sèche; l'emétique a causé un peu d'agitation ; mais le soir : repos pendant deux heures : nuit tranquille.

Le 15. Le malade a eu, sur le soir, une petite exacerbation qui a produit, pendant un quart-d'heure, de légères aberrations d'idées. On lui a permis de prendre un bouillon.

Le 16. Mieux sensible. Il restait une grande faiblesse, et les vésicatoires causaient beaucoup de douleur. Le malade mange de la soupe, des confitures, etc. Il n'a été purgé que le 21. Sa convalescence n'a pas été longue, et l'aurait été encore beaucoup moins, si les vésicatoires ne l'avaient pas retenu au lit pendant un tems assez considérable.

4.ᵉ OBSERVATION.

Marie Labolle, Infirmière du pavillon, âgée de 22 ans, dont le genre nerveux paraissait d'une grande sensibilité, jouissait d'une assez bonne santé, quoiqu'elle eût été guérie depuis peu des scrophules. Son frère étant venu la voir le 4 nivôse, elle se livra aux plaisirs de la table et but avec excès. Le soir elle se trouva incommodée ; ses règles se déclarèrent la nuit. Le lendemain, elle avait un grand mal de tête, les yeux brillans, la langue chargée de sabure, le pouls assez élevé. On lui prescrivit une tisanne délayante.

Le 3.e jour de la maladie, yeux scintillans, langue sèche, pouls irrégulier, délire : l'écoulement menstruel était beaucoup diminué, ce qui engagea le médecin à prescrire une saignée de pied. On en ordonna une de bras, le 4.e jour, et l'on donna des boissons émétisées ; cependant les symptômes, loin de diminuer, devinrent, de plus en plus, graves.

Le 5. Les yeux fixes, égarés, marquant la stupeur ; le visage décomposé, la langue et les lèvres livides et noirâtres, le pouls presqu'insensible, un délire taciturne continuel, la carphologie, une extrême prostration de forces, engagèrent le médecin à recourir aux vésicatoires et au quinquina. Ces moyens ne produisirent aucun soulagement.

Le 6. La malade avait la figure hypocratique et les extrémités froides ; elle mourut le 7.

La maladie du Citoyen Forsse, a eu dans

(13)

ses commencemens la plus grande analogie avec celle-ci, dont elle n'a différé que par une nuance à peine sensible.

5.e OBSERVATION.

Hyacinthe Le Maire, Infirmier, salle Saint-Jean, âgé de 22 ans, fut saisi le 16 nivôse d'un frisson glacial, accompagné d'un violent mal de tête, de lassitude dans tout le corps; pouls petit, intermittent, quelquefois insensible; prostration de forces extrême; délire.

Le lendemain, lèvres livides, figure hypocratique, extrémités froides, aphtes à la bouche, vomissement d'un sang noir et décomposé. Le malade mourut, 36 heures après l'invasion. Son cadavre était très fétide.

Il est à remarquer qu'il était attaqué, depuis trois ans, d'une affection scorbutique tellement grave que tout son corps était couvert de taches livides, ce qui lui avait fait donner le surnom de *noir*.

6.e OBSERVATION.

Michel Costard, Infirmier, salle S.-Louis, âgé de 50 ans, après avoir résisté, pendant deux mois, à une affection catharale très opiniâtre, et qui, depuis 15 jours, ne lui permettait presque pas de prendre de nourriture, fut attaqué le 12 ventôse, d'une toux violente, accompagnée de crachats sanguinolens.

Le lendemain, crachats muqueux, langue sèche, soif, pouls petit, frequent, faiblesse considérable. Le médecin prescrivit une saignée, une boisson pectorale et un julep huileux.

Le 14 *pluviôse*. Le malade prit un vomitif qui lui fit rendre une quantité assez considérable de matière glaireuse.

Le 16. Symptômes plus graves, pesanteur de tête, idées peu suivies. On prescrivit une tisanne délayante et une potion huileuse.

Le 18. Prostration de forces, langue sèche, fuligineuse, lèvres noires, respiration très gênée, toux, crachats cruds, sortant difficilement, pouls irrégulier, presqu'insensible, déjections alvines de couleur de chair décomposée, délire taciturne, carphologie. On appliqua les vésicatoires aux jambes, et on prescrivit un julep camphré et une tisanne de quinquina acidulée avec le tamarin.

Le 19. Même etat; hocquet. Lorsqu'on leva les vésicatoires, il ne s'écoula aucune sérosité. L'épiderme était sec et noirâtre.

Le 23. Continuation des mêmes symptômes, crachats puriformes. Le medecin fit appliquer des vésicatoires à la nuque : ils produisirent un peu plus d'effet que les premiers.

Le 24. La langue commença à s'humecter, à son extrémite; le pouls se ranima un peu, et la peau était moins sèche. Ces symptômes salutaires furent de courte durée.

L'eschare, produite par les vésicatoires appliqués aux jambes, tomba, le 27, et mit à découvert des ulcères profonds dont les bords étaient, depuis quelques jours, rouges et enflammés. Les symptômes décrits ci-dessus persistaient toujours, dans toute leur violence. Ils commencèrent à diminuer ; mais d'une manière insensible, du 2 au 4 *ventôse*. La raison revint: la langue s'humecta, le pouls prit quelque développement ; les crachats sortirent avec plus de facilité, et enfin, le hocquet qui durait, depuis si long-tems, et qui menaçait, à chaque instant, de suffoquer le malade diminua, peu à-peu, et cessa enfin entièrement.

Le malade commença alors à prendre quelque nourriture. On lui donna, le 8 ventôse, un léger purgatif qu'on réitéra quelques jours après. Ses forces ne sont revenues que très lentement. Les ulcères produits par les vésicatoires appliqués aux jambes, ont beaucoup prolongé la convalescence. Ils étaient tellement douloureux que le simple contact de l'air lui arrachait des cris aigus. Ils se sont enfin cicatrisés, vers la fin de ventôse, époque où il a été permis au malade de se lever et de marcher, à l'aide d'un bâton.

7.ᵉ OBSERVATION.

Une malade, du pavillon, âgée de 15 ans, et dont les règles n'avaient pas encore paru, guérie, depuis peu, de scrophules assez graves, se préparait à quitter l'hospice, lorsqu'elle fut attaquée, le 6 ventôse, d'un frisson accompagné de toux, de dispnée et de douleur au côté gauche de la poitrine.

Les symptomes furent à-peu-près les mêmes que ceux décrits dans l'observation précédente; mais ils eurent une marche plus rapide. On prescrivit une saignée de pied, le 2ᵉ. jour de la maladie: le 3ᵉ. on appliqua des sang-sues aux pieds et, le 5, au cou : elle prit, pendant tout ce temps, des boissons pectorales et légèrement émétisées : ces moyens ne produisirent aucun soulagement.

Le 6. La langue sèche, fuligineuse, la dispnée portée au plus haut dégré, des efforts inutiles pour cracher, une prostration de forces extrême et le délire, engagèrent le médecin à recourir aux vésicatoires et aux saignées. Les symptômes s'aggravèrent, de plus en plus, et la malade est morte, le 10, au matin.

L'ouverture du cadavre nous présenta les vaisseaux, qui rampent dans la dure-mère et sur le cerveau, remplis de beaucoup de sang,

la

la substance de ce viscère, aussi dure et aussi compacte que chez les vieillards, les ventricules latéraux, contenant environ trois onces de sérosités, la plèvre adhérente aux côtes, les bronches remplies de muscosités, les poumons, sur-tout celui du côté gauche, enflammés, tuberculeux, renfermant des concrétions pierreuses fort dures et de nature calcaire. J'en ai trouvé qui pesaient trois grains : les autres viscères étaient sains. Le cadavre ne répandait aucune odeur fétide et avait peu de tendance à la putridité ; preuve manifeste que l'épidémie touchait à sa fin.

Il n'entre point dans le plan de ce petit ouvrage d'expliquer la cause et la formation des concrétions calcaires que m'a présentées les poumon de cette jeune scrophuleuse. Je remarquerai seulement que j'ai quelquefois observé le même phénomène chez des enfans attaqués de la même maladie.

Il serait inutile et peut-être fastidieux de rapporter en détail un plus grand nombre d'exemples. Les autres malades ont présenté, à-peuprès, les mêmes symptômes, modifiés cependant suivant l'âge, le sexe, le tempérament et la méthode curative. Sur 34 adultes qui ont été attaqués de cette maladie, depuis la fin de brumaire jusqu'au commencement de ventôse, il en est mort neuf: sept à huit n'ont eu qu'une fièvre gastrique ou catharale : elle a été très grave chez les autres et compliquée de symptômes nerveux.

Je n'ai pas toujours observé que les crises se soient faites aux jours indiqués par Hippocrate, ce qui ne doit nullement surprendre, dans une maladie qui n'avait pas une invasion subite, mais qui s'annonçait, pendant quelques jours, par une prédisposition qui tenait le milieu entre l'état sain et morbifique ; quelquefois même, il n'y avait aucune crise manifeste.

Une femme, de 25 ans, a eu, pendant tout le cours de la maladie, des sueurs extrêmement abondantes, et s'est rétablie. Chez une autre, de même âge, il s'est formé, sur la fin de sa maladie, une escharre gangréneuse, au nez, dont elle est parfaitement guérie. Une femme de 62 ans, a eu, au 8.e jour, une parotide qui n'a point suppuré. Elle paraissait, le 9, hors de danger, lorsque, tout-à-coup, son état change ; et elle meurt, au bout de deux jours, On a su depuis qu'on lui avait apporté des alimens, en secret.

Il est à remarquer que, sur les 33 adultes qui ont été attaqués de cette maladie, on compte 19 chirurgiens, ou infirmiers. Sur 12 infirmiers du pavillon, lieu destiné au traitement des enfans scrophuleux, un seul a été à l'abri de la contagion et 6 sont morts. C'est au pavillon et au bâtiment neuf qu'elle a pris naissance; c'est de là qu'elle s'est répandue dans les autres salles; mais elle y a fait peu de progrès, quoiqu'on ait été obligé d'y transporter les infirmiers du pavillon. Elle semble avoir respecté les malades adultes; 13 seulement en ont été attaqués et aucun n'en est mort.

Il nous reste à examiner l'influence de la contagion sur les jeunes scrophuleux du pavillon et du bâtiment neuf.

Chargé du service de santé, le 13 nivôse, je crus devoir visiter avec soin toutes les salles, et sur-tout celles où la maladie avait pris naissance. Je ne fus pas peu surpris d'y trouver huit enfans attaqués de vomissemens spontanés; six autres avaient la bouche amère, la langue chargée de saburre, ou même éprouvaient des nausées. Tous se plaignaient d'un mal de tête assez violent, de lassitudes, ou de douleurs dans différentes parties du corps; quelques-uns avaient un léger frisson. Les filles de salles et quelques mères qui étaient venues voir leurs enfans, étaient très effrayées, et disaient que la peste était dans l'hôpital. Je les rassurai et prescrivis, sur-le-champ, à ces 14 malades, un gros d'ipécacuana et sept grains de tartrite antimonié de potasse, dans une iufusion édul-corée de fleur de tilleul, et je leur fis distri-buer cette boisson à raison de leur âge. Tous vomirent, en assez grande quantité, une ma-tière jaunâtre, verdâtre et même noirâtre. Sept autres malades, attaqués le soir des mêmes symptômes, à l'exception du vomissement spon-tané, furent aussi émétisés.

Le lendemain matin une grande partie de ceux que j'avais fait vomir étaient presqu'en-tièrement guéris et demandaient à manger. Le médecin examina avec attention tous ces enfans ; il en trouva encore dix-sept, ou malades ou ayant quelque disposition à le devenir ; il leur pres-crivit l'ipécacuana ; il fit aussi purger quelques-uns de ceux qui avaient vomi la veille, et il ordonna, à la plupart, des boissons délayantes et légèrement diaphorétiques. Quarante-quatre autres enfans, attaqués de l'épidémie, dans le courant de nivôse, furent traités de la même ma-nière, dans le commencement de leur maladie, et tous furent purgés vers la fin.

Sur ces 82 malades, les trois-quarts environ se rétablirent, dans l'espace de quelques jours; vingt-deux éprouvèrent des symptômes plus graves, tels que pesanteur considérable de tête, affaissement, prostration de forces, pouls petit, irrégulier, chaleur mordicante à la peau, fièvre avec rédoublement le soir; quelquefois langue sèche, lèvres noires, délire.

On sent que la méthode curative, prescrite ci-dessus, n'était point indiquée dans ces circonstances : aussi, le médecin eut-il recours aux toniques; tels que le quinquina qu'il acidulait souvent avec le tamarin; aux juleps camphrés, aux vésicatoires, etc. Ces moyens lui réussirent si bien qu'il ne perdit que deux malades. L'un d'eux vomit, quelques jours avant sa mort, une grande quantité de sang noir et coagulé; le second était attaqué de scrophules de mauvaise nature et compliquées de dartres. Cinq à six ont éprouvé des éruptions cutanées semblables à des morsures de puces; quatre ont eu, à la fin de leur maladie, des ulcères assez profonds aux lèvres et aux gencives, qu'on a été obligé de toucher avec l'acide sulphuriques, et chez la plupart il s'est manifesté, pendant tout le cours de la maladie, une diarrhée assez abondante, et qu'on peut regarder comme critique.

Cette fièvre paraissait totalement éteinte lorsqu'elle s'est ranimée, le 20 pluviôse; elle a encore attaqué quinze enfans, qui, outre les symptômes décrits ci-dessus, ont tous eu dès le commencement une éruption cutanée qui

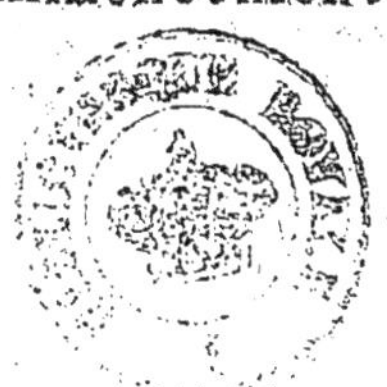

m'a paru de nature scarlatine, quoique les taches fussent beaucoup moins larges qu'elles ne le sont ordinairement dans cette maladie ; souvent elles disparaissaient et revenaient plusieurs fois dans un seul jour. Cette fièvre n'a eu aucunes suites fâcheuses.

Si à ces 97 enfans, on en ajoute 13 qui sont tombés malades dans le mois de frimaire, dont je n'ai pas suivi la maladie, mais chez qui elle a eu une terminaison heureuse, on trouvera que sur environ 140 jeunes scrophuleux que renferment ordinairement le pavillon et le bâtiment neuf, 110 ont été attaqués de cette fièvre, et que deux seulement en sont morts : il serait peut-être difficile de trouver une maladie épidémique qni ait été plus contagieuse et moins funeste.

Plusieurs parens, effrayés des progrès rapides de cette maladie, et craignant que leurs enfans n'en fussent attaqués, se sont hâtés de les retirer de l'hospice. Parmi les jeunes scrophuleux qui sont restés constamment exposés à la contagion, il n'y en a que huit sur qui elle n'ait exercé aucune influence.

Tel est le tableau fidèle que m'a présenté cette maladie ; il ne nous sera pas difficile maintenant de lui donner un nom et de la ranger dans un ordre convenable. Il suffit pour cela de se rappeler les différens symptômes qu'elle nous a présentés dans les différens individus qui en ont été atteints.

SYMPTÔMES CARACTÉRISTIQUES.

Indisposition, pendant quelques jours, s'annonçant par une pesanteur de tête, un malaise général, l'anorexie et ensuite frisson; mal de tête violent, persistant pendant tout le cours de la maladie; bouche amère, langue chargée de saburre; quelquefois nausées et vomissemens, sur-tout chez les enfans. Dans le cours de la maladie, langue le plus souvent sèche ou même gercée, souvent couverte d'un mucus noirâtre, quelquefois tremblotante; soif, lèvres blanchâtres, brunes, livides; figure pâle, plombée, décomposée, yeux d'abord brillans, ardens, ensuite tristes, fixes, éteints, contraction de la machoire inférieure; quelquefois dyspnée, toux, affection catharale, crachats très rarement sanguinolens, ordinairement muqueux, puriformes, sur-tout chez les personnes âgées, et dont la poitrine était délicate; pouls assez fort et paraissant naturel au commencement, mais au bout de quelques jours, petit, irrégulier, intermittent, insensible; quelquefois diarrhée, dès les premiers jours de la maladie, ensuite constipation ou déjections aqueuses; vers la fin, déjections plus consistantes, noirâtres, fétides, quelquefois diarrhée colliquative , déjections sortant involontairement, d'une extrême fétidité. Chez les enfans, diarrhée pendant tout le cours de la maladie ; urines rouges, tant que la maladie est dans sa vigueur , jaunâtres après la crise, formant dépôt ; chaleur mordicante , peau sèche , prenant vers la fin de la souplesse et de la molesse ; quelquefois transpiration ; sueurs, tantôt douces , générales, tantôt froides , partielles. Fausse apparence de vigueur , dans les premiers jours ; mais bientôt faiblesse, prostration de forces , coucher en supination , (*decubitus supinus*), carphologie ; tristesse ; taciturnité, état comateux, aberration des idées, délire ordinairement taciturne, très rarement violent.

Quel est le médecin qui ne reconnaîtra à ces signes, la fièvre putride ou adynamique, s'annonçant le plus souvent sous le type de fièvre saburrale ou meningo-gastrique, compliquée, lorsque les symptômes étaient graves , de malignité ou ataxie ? Elle a la plus grande analogie avec la fièvre des prisons, si bien décrite par *Pringle*; elle en diffère cependant sous plusieurs rapports et sur-tout par la méthode curative.

PRONOSTIC.

Quelques graves que fussent les symptômes, on pouvait annoncer une heureuse terminaison, toutes les fois que, avant le 14 ou 15.ᵉ jour de la maladie, on voyait la langue s'humecter, d'abord à l'extrêmité, se couvrir ensuite, à ses bords, d'un mucus blanchâtre, les yeux et la figure se ranimer, des crachats cuits, sortir avec facilité, le pouls se développer, la peau devenir douce, molle, moite; les urines s'épaissir, les déjections alvines prendre de la consistance. Lorsque ces signes désirés ne paraissaient pas, on se serait flatté envain de sauver le malade : il mourait, dans une prostration extrême de forces. La crise était souvent incomplette, et alors, le pronostic était incertain. (a)

CAUSES.

La différente constitution de l'atmosphère sa pesanteur, son élasticité, sa température, ses divers dégrés de sécheresse ou d'humidité, sa plus ou moins grande pureté, la direction des vents, l'anomalie des saisons, plusieurs causes

---

(a) Je prends ici le mot *crise* dans un sens général, et j'entends par là non-seulement les changemens notables qui, tels que les hémoragies considérables, les dépôts, les gangrènes décident promptement de la vie ou de la mort du malade : mais aussi le simple rétablissement des différentes secrétions ou excrétions qui avaient été suspendues pendant la violence de la maladie.

inconnues parmi lesquelles on pourrait compter l'éruption des volcans, l'action des corps cé-lestes sur notre planette et l'influence de la gra-vitation universelle ; toutes ces causes, dis-je, exercent le plus grand empire sur les diffé-rentes maladies. Elles impriment la même figure et la même physionomie à celles mêmes qui paraissaient les plus opposées; elles forment les constitutions stationnaires et épidémiques. Je ne m'arrêterai pas à prouver cette vérité, elle a été démontrée jusqu'à l'évidence par *Hippo-crate* (a), *Sydenham*, *Stoll* (b) et plusieurs autres médecins.

Je me contenterai d'observer que, depuis quelques années, l'irrégularité des saisons, le passage subit et réciproque du froid au chaud, du sec à l'humide, et plusieurs autres causes

---

(*a*) *Medicinam quicumque vult rite consequi haec faciat oportet. Primùm quidem anni tempora animadvertere, quid horum quod-que possit efficere . . . deindè verò ventos tum calidos, tum fri-gidos, maximè quidem omnibus hominibus communes et deinceps eos qui unicuique regioni sunt proprii . . . oportet astrorum exor-tus considerare praecipuè canis, deindè arcturi etc. (de aer. loc. et aq).*

(*b*) *Constat per observationes sydenhamianas et nostras fe-brim stationariam omnibus omnino febrilibus morbis dominari, eosque in suam potestatem redigere.* Stoll. , aph.

physiques et morales, ont singulièrement pré-
disposé aux maladies asthéniques, ou, pour me
servir du language de certains médecins, à
celles qui supposent des soli des mous et lâches,
lents et visqueux, tendans à la dégénérescence
et à la décomposition. Il n'y a aucun praticien
qui ne sache que les fièvres inflammatoires,
les pleurésies et les péripneumonies vraies, en
un mot les maladies produites par l'excès de
forces vitales, ont été très rares depuis quelque
tems, et sur-tout cette année, tandis que celles
d'un genre opposé, telles que les fièvres gastri-
ques, putrides, nerveuses, les affections catha-
rales, scorbutiques, etc. ont été très communes.
Ces faits posés, il ne reste plus qu'à expliquer
pourquoi ces différentes maladies, et sur-tout
les fièvres putrides et nerveuses, ont causé
plus de ravage à l'hospice du Nord que dans
les autres hospices de Paris.

Parmi les édifices nombreux consacrés dans
cette Ville immense, au soulagement des mal-
heureux, il serait difficile d'en trouver un dont
la situation pût être comparée à celle de l'hospice du Nord. Éloigné de Paris, entouré de
jardins, il est au milieu d'une plaine assez
étendue, borné à l'Est par le faubourg du
Temple, à l'Ouest par le faubourg S.-Martin,
au Nord par une petite colline, qui le défend

en partie des vents du Nord, et au Sud par
des rues élevées , et par des boulevards qui le
mettent à l'abri des vapeurs et des exhalaisons de
Paris. Des cours très vastes offrent aux malades
des promenades agréables. Les bâtimens ne
sont point accumulés les uns sur les autres,
ils sont distribués de manière à ne point gêner
la circulation de l'air.

Ces avantages sont contrebalancés par plusieurs inconvéniens particuliers. Les fenêtres
des salles sont trop petites , et sont percées trop
haut pour que l'air puisse se renouveller avec
facilité. Une économie mal entendue en a
même fait condamner le tiers inférieur qui
se trouve fermé avec des planches , de
sorte qu'il est presque physiquement impossible que les miasmes qui , tels que l'acide
carbonique ont une pesanteur spécifique plus
considérable que l'air athmosphérique , puissent
trouver quelque issue. Les portes des lieux
d'aisance étaient délabrées ou entièrement dé-
truites, lorsque des régisseurs se sont chargés
de l'entreprise des hospices. Il est vrai qu'ils
les ont fait réparer; mais il serait à desirer
qu'à chaque entrée, il y eût, comme autrefois,
deux portes qui fermassent hermétiquement,
et c'est ce qui n'existe pas encore. Les salles
sont éclairées par des reverbères dans lesquels

on brûle une huile de mauvaise qualité et dont
la vapeur est respirée par les malades, faute
de tuyaux qui communiqnent au-dehors. L'hospice est à peine distant d'un kilomètre de
Mont-Faucon, où l'on va déposer une grande
partie des immondices de Paris. Lorsque le vent
du Nord-Est souffle, il y apporte des miasmes
méphitiques d'une odeur insuportable, qui peuvent exercer la plus funeste influence chez des
personnes dont les maladies ont une tendance
naturelle à la putridité. Le cimetière, qui devrait
être éloigné de l'hospice, est situé vis-à-vis
les chambres des officiers de santé et les salles
des malades : on pourrait ajouter qu'on a été
obligé de se servir pendant les grands froids
de l'hiver, d'une eau de très mauvaise qualité.

Mais c'est sur-tout au pavillon et au bâtiment
neuf qu'il faut chercher la cause de la contagion, puisque c'est là qu'elle a pris naissance
et qu'elle a exercé ses ravages.

Éloigné des autres salles de plus de 45 toises,
le pavillon paraît plutôt la maison de plaisance
d'un riche particulier que l'asyle des malheu-
reux. Les fenêtres sont percées au Nord-Ouest
et au Sud-Est. Le voisinage d'un puisard qu'on
a fait combler et d'un petit ruisseau d'eau d'a-
midoniers a peut-être contribué à vicier l'atmosphère environnante. Mais pourquoi aller cher-

cher des causes externes , tandis qu'il en existe d'internes bien connues ? 1º Les salles du pavillon sont trop petites' pour contenir environ 130 malades ; les lits, quoique très étroits se touchent presque tous. On est même quelquefois obligé de faire coucher deux malades dans le même lit , quoique la nature de leur maladie exige qu'ils soient seuls. 2º. Malgré la vigilance active et vraiment maternelle de la personne qui est chargée du soin de ces enfans , il est impossible qu'ils ne se salissent pas souvent. L'odeur de leurs excrémens mêlée à celle qui s'exhale de leurs ulcères, contribue puissamment à la corruption de l'air. 3º. Lorsqu'on a fait , il y a quelques années, des réparations à cette maison, on n'a pas consulté les officiers de santé ; ils n'auraient pas souffert qu'on eût placé des lieux d'aisance entre l'office et une salle des malades. C'est là qu'on va, à chaque instant, vider et laver les bassins ; il est impossible d'ouvrir la porte de la salle sans qu'il n'entre aussitôt une colonne d'air imprégné de miasmes humides. Faut-il ajouter que cette salle , située au rez-de-chaussée, est naturellement humide ; quelle renferme les scrophuleux attaqués des symptômes les plus graves et des ulcères les plus dégoûtans ; qu'elle contient 24 et même quelquefois 28 lits, quoique sa surface ne soit que de 14 toises ; que c'est là, enfin, que les infirmiers et infirmières allaient ordinairement se chauffer pendant les grands froids ; qu'ils avaient grand soin de ne pas ouvrir trop souvent les fenêtres ; et qu'il leur était facile, vu la disposition des lieux, d'échapper à la surveillance des officiers de santé et de l'inspecteur.

Une maladie à-peu-près semblable, mais moins générale, régna, il y a cinq ans, dans le même corps-de-logis. On venait d'en faire blanchir et peindre les salles; on se hâta d'y faire rentrer les enfans, à la fin de l'hiver, et lorsque les murs étaient encore humides. Envain les officiers de santé qui étaient alors en chef à l'hospice, s'opposèrent à ce transport prématuré, leurs efforts furent inutiles ; des vues particulières l'emportèrent sur l'intérêt général : plusieurs enfans et infirmiers furent victimes de cette imprudence.

Le bâtiment neuf renfermait encore des causes plus puissantes de contagion ; l'air y circule moins librement. Son éloignement du pavillon, dont il n'est qu'une dépendance, ne permet pas que le service s'y fasse avec la même exactitude. Les enfans qu'on y traite sont attaqués de galle, de dartres, de petite-vérole, de cachexie scorbutique, et d'ulcères tellement

fétides qu'on craindrait qu'ils ne répandissent
la contagion dans les salles du pavillon ; il est
même essentiel de remarquer que quelque tems
avant que l'épidémie se soit déclarée, il est arrivé à l'hospice trois enfans attaqués de char-
bon, qu'on a envoyés au bâtiment neuf. On pourrait croire avec d'autant plus de vraisemblance
que cette maladie, qui a la plus grande analogie avec la peste, a été la cause principale de
l'épidémie, que c'est au bâtiment neuf qu'elle
s'est d'abord manifestée.

MÉTHODE CURATIVE.

Le traitement le plus simple est ordinairement le meilleur ; c'est aussi celui auquel les
médecins de l'hospice du Nord ont donné la
préférence. Ils ont pris la nature pour guide, et
elle ne les a pas trompés. L'enduit blanchâtre
dont se couvrait la langue, dès le commencement de la maladie, l'amertume de la bouche,
l'anorexie, accompagnée souvent de nausées et
même de vomissemens, ne permettaient pas
de douter que les premières voies et sur-tout
l'estomac ne dussent être regardés comme le
siège du mal. Aussi, les émétiques donnés dès
le commencement ont-ils eu le plus grand suc-
cès. Parmi les différentes maladies endémiques
ou épidémiques dont les auteurs de médecine
nous ont donné l'histoire, il serait difficile

d'en

d'en trouver une dans laquelle le précepte d'hippocrate, de purger dès le commencement, lorsqu'il y a turgescence, ait été d'un usage plus
universel; mais la turgescence se faisait par
haut; c'était donc aux émétiques qu'il fallait
avoir recours. Les cathartiques pouvaient aussi
être très utiles, mais ils n'étaient que de seconde indication; ils devaient toujours être précédés des émétiques : on était même forcé de
s'en abstenir, toutes les fois que les symptômes de la fièvre s'annonçaient avec trop de
violence; ils auraient irrité le canal intestinal,
sans produire aucune évacuation utile. J'ai souvent observé qu'on ne devait pas se presser de les
prescrire vers la fin de la maladie, avant que
la crise ou coction ne fût terminée. Donnés
prématurément, ils affaiblissaient le malade,
et produisaient, vers le soir, une exacerbation sensible; en un mot, ici, plus qu'en toute
autre maladie, le médecin a été à portée de se
convaincre qu'il ne doit être que le ministre de
la nature : que c'est à elle et non à lui à les
juger et à les guérir (a).

Ces seuls moyens, sagement administrés,
ont souvent suffi, sur-tout chez les enfans, pour
couper la racine du mal. Alors, la fièvre, pu

____

(a) *Naturae morborum medicatrices.*

C

rement gastrique , ou quelquefois compliquée d'une affection catharrale, n'a demandé que l'usage des délayans, des légers évacuans , quelquefois celui des expectorans et des diaphorétiques.

Mais aussitôt que les symptômes putrides ou nerveux commençaient à s'annoncer , il fallait, sans perdre de tems , recourir aux moyens les plus propres à les combattre. Tels ont été , entr'autres , le quinquina, le camphre les vésicatoires , le vin et l'air pur. Leur action et leur énergie sont trop connus pour qu'il soit nécessaire de m'y arrêter. J'observerai cependant que les vésicatoires, dont l'application était d'ailleurs indispensable ; ont produit des ulcères difficiles à guérir ; qu'ils ont beaucoup prolongé la convalescence , en interdisant aux malades toute espèce d'exercice. Je suis même persuadé que c'est , en grande partie, à cette cause qu'il faut attribuer le marasme dans lequel ils tombent quelquefois , à la suite des fièvres putride - nerveuses, et qui, le plus souvent, a une terminaison funeste. Il serait à desirer pour le bien de l'humanité , qu'on pût lever tout espèce de doute sur certains faits pratiques qui ont la plus grande influence sur le traitement des maladies ; qu'on pût savoir , par exemple, s'il convient , dans les fièvres putride-malignes , de faire suppurer les vésicatoires.

Déterminé par l'autorité de plusieurs médecins célèbres, sur-tout, par ma propre expé-
rience, je me déclare pour la négative, et je suis
convaincu que dans les maladies nerveuses, les
vésicatoires ne sont utiles qu'à raison du *stimu-
lus* puissant qu'ils impriment au systême cutané,
et par là à tout le corps. Je conviens que la
maladie a ordinairement une heureuse terminaison lorsque la suppuration, produite par les
vésicatoires est de bonne nature ; mais cette suppuration ne doit point être regardée comme la
cause de la guérison prochaine ; elle n'en est
que l'effet ; elle annonce que la nature prend
le dessus et qu'elle a assez de forces pour opé-
rer une crise salutaire et rétablir les différentes
sécrétions et excrétions qui avaient été suppri-
mées. Il me paraît utile et même nécessaire de
faire suppurer les vésicatoires, et même d'éta-
blir d'autres exutoires dans certaines maladies
cutanées, sur-tout dans celles qni sont dues à
la répercussion de quelque humeur ; mais quand
la maladie est essentiellement débilitante, et
qu'elle attaque directement le principe vital,
n'est-il pas inconséquent d'affaiblir de plus en
plus le malade par de longs tourmens et par
les idées affligeantes qu'ils occasionnent.

L'effet tonique du vin est trop connu pour
qu'il soit besoin d'en faire ici l'éloge. Malheu-

reusement, les médecins n'ont pu compter que faiblement sur ce puissant moyen. Ne serait-il pas possible et même économique de fournir dans chaque hôpital, une certaine quantité de bon vin vieux dont on ferait usage dans les cas extraordinaires? Le citoyen *Forsse*, qui a été à portée de s'en procurer, le préférait à tous les cordiaux.

Je ne dirai rien de la nécessité d'entretenir la pureté de ce fluide, qui, pour me servir de l'expression d'un ancien, est la nourriture de notre vie, *pabulum vitæ*, et dont la mauvaise qualité est la cause principale des maladies épidémiques. Je remarquerai toutefois qu'il serait à souhaiter qu'on établît dans les hospices quelques moyens propres à renouveller l'air, d'une manière insensible, et sans faire éprouver aux malades des changemens subits de température, changemens, qui comme tout le monde sait, peuvent avoir des inconvéniens très graves.

On a vu, par les observations précédentes, que quelques malades ont été saignés. Il est bon de remarquer que ces saignées n'ont été faites que lorsque la contagion a commencé à paraître; que quoique l'atrocité des symptômes les rendissent en quelque sorte, d'une nécessité absolue, elles ont été modiques, peu fréquentes, et souvent simplement prescrites pour rémédier à des symptômes urgens. Cependant le génie, mieux connu, de cette fièvre, la prostration subite des forces, au bout de quelques jours d'attaque, l'aspect du sang tiré de la veine, l'ouverture des cadavres, la longue convalescence des malades, sur-tout de ceux qui avaient été saignés, tout annonce que ce n'est pas sans raison que les médecins ne se sont pas empressés de répandre, à grands flots, ce fluide précieux, principe de nos forces et de notre vie.

Je terminerai ces observations en proposant une question que je ne me flatte pas de résoudre d'une manière satisfaisante. Pourquoi cette fièvre a-t-elle été si funeste aux adultes, tandis qu'elle a eu, presque toujours, une heureuse terminaison chez les enfans?

Un zélé partisan du système de Brown ne serait pas embarrassé pour y répondre. Chez les enfans dirait-il l'excitabilité est presqu'intacte. Il n'est donc pas surprenant que l'action des puissances délétères ne soit pas assez forte pour l'anéantir entièrement et causer la mort, tandis qu'elles produisent facilement ces funestes effets chez les personnes dont l'excitabilité est déjà en grande partie, consumée.

Cette explication serait peut-être admissible si les dangers de cette fièvre avaient été en raison directe de l'âge des malades; mais c'est cequi n'est point arrivé ; elle a souvent eu une heureuse terminaison chez des sexagénaires, tandis qu'elle a moissonné des jeunes gens de 18 à 25 ans, âge auquel on jouit de toute la plénitude de la vie.

Ne pourrait-on pas dire, avec plus de vraisemblance, que le systême lymphatique, qui prédomine chez les enfans, ne les rend guères susceptibles des maladies putrides et malignes, qui sont principalement dûes au systême sanguin et nerveux. L'influence de ce dernier systême, qui joue le plus grand rôle dans la production des fièvres malignes est singulièrement augmentée par les affections morales, qui sont presque nulles chez les enfans, tandis qu'elles doivent exercer une très grande force chez les personnes livrées à des occupations pénibles, dégoûtantes et dangereuses, dont elles ne retirent qu'un très modique salaire, et forcées quelquefois de se priver de leur vin pour satisfaire à des besoins encore plus pressans que celui d'échapper à la contagion qui les environne.

A ces considérations j'en ajouterai une qui me paraît d'un très grand poids. Aussitôt que les enfans ont respiré les miasmes putrides, dont le foyer résidait dans le pavillon et le bâtiment neuf, leurs organes faibles et délicats ont été troublés dans leurs fonctions, leurs petits jeux ont été interrompus, le mal de tête, l'anorexie, les nausées et même les vomissemens qu'ils ont éprouvés ont été, pour les officiers de santé, des indices sûrs dont ils ont profité, sans perdre un seul instant. La position des adultes, celle des infirmiers surtout a été bien différente. La contagion n'a d'abord fait qu'une faible impression sur leurs organes, plus durs et moins sensibles. La difficulté ou plutôt l'impossibilité de se faire remplacer sur-le-champ, la crainte d'abandonner des enfans qui avaient le plus grand besoin de leurs secours les ont engagés à résister pendant long-tems aux premières attaques d'une maladie qu'ils ne prenaient d'abord que pour une légère indisposition. C'est ainsi qu'ils ont avalé à longs traits le poison qui devait être funeste à plusieurs d'entr'eux: tant il est important, en médecine, de saisir l'occasion, qui souvent s'échappe avec une extrême rapidité. (a)

___

(a) *Occasio praeceps.*

F I N.

www.ingramcontent.com/pod-product-compliance
Ingram Content Group UK Ltd.
Pitfield, Milton Keynes, MK11 3LW, UK
UKHW021013120726
13693UKWH00005B/1948